Maroua Garma
Rahma Toumia
Jamil Selmi

Síndrome de Gorlin Goltz: diagnóstico e manifestações clínicas

AF550909

Maroua Garma
Rahma Toumia
Jamil Selmi

Síndrome de Gorlin Goltz: diagnóstico e manifestações clínicas

ScienciaScripts

Imprint
Any brand names and product names mentioned in this book are subject to trademark, brand or patent protection and are trademarks or registered trademarks of their respective holders. The use of brand names, product names, common names, trade names, product descriptions etc. even without a particular marking in this work is in no way to be construed to mean that such names may be regarded as unrestricted in respect of trademark and brand protection legislation and could thus be used by anyone.

Cover image: www.ingimage.com

This book is a translation from the original published under ISBN 978-620-6-77407-5.

Publisher:
Sciencia Scripts
is a trademark of
Dodo Books Indian Ocean Ltd. and OmniScriptum S.R.L publishing group

120 High Road, East Finchley, London, N2 9ED, United Kingdom
Str. Armeneasca 28/1, office 1, Chisinau MD-2012, Republic of Moldova, Europe
Printed at: see last page
ISBN: 978-620-8-25426-1

Copyright © Maroua Garma, Rahma Toumia, Jamil Selmi
Copyright © 2024 Dodo Books Indian Ocean Ltd. and OmniScriptum S.R.L publishing group

Introdução

Introdução

A síndrome de Gorlin, também conhecida como síndrome de Gorlin-Goltz, nevomatose basocelular, é uma doença hereditária que se transmite de forma dominante, com penetrância completa e expressividade variável[1] . Foram realizadas muitas investigações para determinar o mecanismo genético da doença, tendo sido demonstrado que, na maioria dos casos, o gene Patchedl (PTCH1), que se pensa ter um papel anti-oncogénico, é o gene responsável pela síndrome[2] . Esta doença rara é caracterizada por uma série de anomalias do desenvolvimento e por uma predisposição para vários cancros[3] . Em 1960, James Gorlin e Robert William Goltz[4] descreveram pela primeira vez a doença como uma tríade caracterizada pela presença de múltiplos carcinomas basocelulares, queratocistos odontogénicos e costelas bífidas. Esta tríade foi posteriormente modificada por Rayner et al[5] , que acrescentaram outras anomalias esqueléticas, tais como calcificações ectópicas e fossa palmoplantar. Muitos outros sintomas clínicos podem acompanhar esta síndrome, como a fenda labial e palatina, as bossas frontais, o hipertelorismo, os quistos epidermóides, a deformidade de Sprengel, a deformidade torácica, as alterações vertebrais, a sindactilia, a macrocefalia e outras anomalias raras, como o desenvolvimento de miomas ováricos no sexo feminino e a formação de outros tumores, como o meduloblastoma[6] . A complexidade das manifestações clínicas levou ao estabelecimento de critérios específicos para simplificar o diagnóstico[7] . Dada a diversidade de manifestações clínicas, é necessária uma abordagem multidisciplinar para o diagnóstico e acompanhamento dos doentes com esta síndrome[8] . O tratamento é sintomático, com vigilância carcinológica rigorosa por receio de recorrência de determinadas lesões e transformação maligna .[7]

Generalidades

1. Epidemiologia

A síndrome de Gorlin-Goltz tem uma prevalência de 1/57.000 e uma incidência variável de 1/164.000 a 1/256.000 na literatura[9]. A doença tem um modo de transmissão autossómico dominante, com penetrância completa e expressão fenotípica variável. Afecta igualmente homens e mulheres, mas predomina nos caucasianos[10]. É principalmente desencadeada por mutações hereditárias em 70-80% dos casos[6]. O risco de afetar uma criança na descendência é de 50% .[7]

No entanto, as neo-mutações que surgem espontaneamente, sem serem herdadas dos pais, representam 20-30% dos casos .[1]

A esperança de vida da população em geral é de cerca de 80 anos, o que é superior à esperança de vida dos indivíduos com síndrome de Gorlin, que é de 73,4 anos[11]. O meduloblastoma continua a ser a causa mais frequente de morte prematura nestes doentes .[12]

2. Aspectos genéticos

2.1. A via de sinalização Patched/Sonic Hedgehog

A via do Sonic Hedgehog (SHH) foi identificada pela primeira vez em Drosophila, onde desempenha uma série de funções essenciais, incluindo processos embrionários, formação de tumores e regulação da diferenciação, proliferação, crescimento e polaridade dos segmentos celulares .[2]

Consequentemente, a perturbação desta via pode levar a anomalias morfológicas e ao desenvolvimento de tumores, como se observa em indivíduos que sofrem da síndrome de Gorlin[11]. A formação de tumores parece estar ligada à inativação de ambos os alelos do gene PTCH1, enquanto as anomalias do desenvolvimento e do esqueleto parecem estar associadas à presença de um único alelo funcional .[13]

Na via de sinalização Hedgehog dos mamíferos, estão envolvidos quatro elementos principais:

- Ligandos de Hedgehog (HHL) que se ligam ao recetor PTCH1: Sonic hedgehog, Indian hedgehog e desert hedgehog.

- Recetor PTCH1

- Transdutor de sinal suavizado (SMO)

- Factores de transcrição Gli1, Gli2, Gli3[12]

O gene PTCH1 codifica uma proteína composta por 1447 aminoácidos, com 12 regiões que atravessam a membrana celular e dois domínios fora da célula que se ligam a ligandos Hedgehog. A PTCH1 actua inibindo a ativação da proteína transmembranar Smoothened (SMO), que impede a via SHH. Quando os ligandos Hh se ligam à PTCH1, esta interação liberta a inibição da SMO pela PTCH1.

de SMO por PTCH1. Como resultado, a proteína SMO desloca-se então para os cílios primários da célula, libertando as proteínas Gli (GLI1, GLI2 e GLI3) do bloqueio da proteína SUFU. As proteínas Gli desencadeiam então a ativação de genes essenciais para aumentar a sobrevivência e a mitose .[2, 12]

2.2. Patologia molecular

A síndrome de Gorlin é uma doença genética herdada de forma autossómica dominante, caracterizada por uma elevada penetrância e variabilidade na expressão clínica .[12]

Na maioria dos casos, esta anomalia é causada por mutações

heterozigóticas no gene patchedl (PTCH1), embora as mutações germinativas do gene supressor de fusão (SUFU) ou do gene patched2 (PTCH2) também possam ser responsáveis por casos raros de nevomatose basocelular.

Aproximadamente 70-80% dos doentes têm uma história familiar da doença, enquanto 20-30% dos casos são o resultado de mutações que ocorrem espontaneamente .[2]

2.2.1. O gene PTCH1

Na maioria dos casos, ou seja, em cerca de 85%, a nevomatose basocelular é desencadeada por uma mutação em heterozigotia no gene supressor de tumores PTCH1 .[14]

Este gene, localizado no cromossoma 9q22.3, codifica a glicoproteína transmembranar PTCH1, que desempenha um papel essencial na via de sinalização SHH .[14,15]

A alteração da função do PTCH1 leva a um levantamento da inibição exercida pelo PTCH1 sobre o SMO, favorecendo principalmente os efeitos estimuladores da proliferação do SMO, levando assim a um aumento anormal da atividade da via de sinalização Hedgehog[2,12] . Em última análise, isto leva a uma proliferação celular anormal, resultando na formação de quistos e tumores caraterísticos da síndrome de Gorlin Goltz .[16]

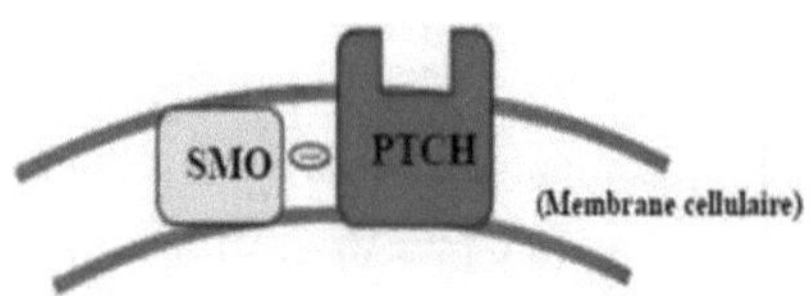

Figura 1: A proteína PTCH bloqueia o efeito indutor da proliferação do SMO. [17]

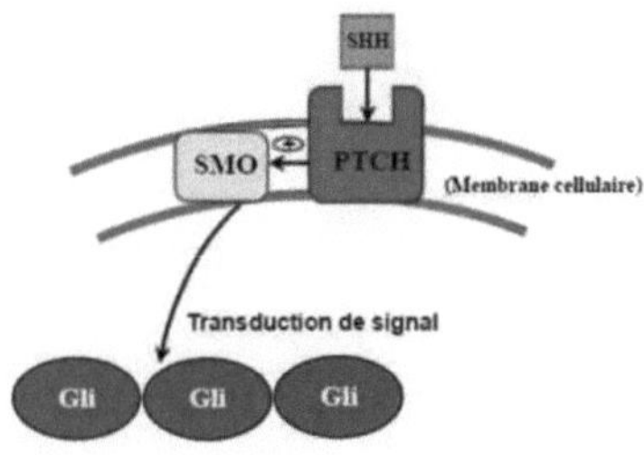

Figura 2: O SHH bloqueia o PTCH de SMO, favorecendo assim a transdução do sinal[17]

2.2.2. O gene SUFU

As alterações genéticas em heterozigotia no gene SUFU, localizado no cromossoma 10q24.32, são responsáveis por 5% dos casos de nevomatose basocelular[8] . Este gene é responsável pela produção da proteína SUFU, que interage com as proteínas Gli para regular negativamente a via de sinalização Hedgehog .[19]

Os indivíduos portadores desta mutação têm um risco aumentado de desenvolver meduloblastoma, um risco menor de carcinoma basocelular e não têm queratocistos odontogénicos associados .[18,20]

2.2.3. O gene PTCH2

Os indivíduos com síndrome de Gorlin foram identificados com mutações no gene PTCH2, que é uma variante do gene PTCH1 e está localizado no cromossoma 1p34.1. Este gene é responsável pela produção de uma proteína que actua como recetor dos ligandos Hh .[2]

Os doentes com mutações no gene PTCH2 tendem a apresentar manifestações menos graves do que os doentes com alterações no PTCH1, que causa a síndrome de Gorlin clássica .[21]

2.2.4. A hipótese do duplo evento mutacional

De acordo com a[22] "Two-hit hypothesis" de Knudson, as pessoas com síndrome de Gorlin herdam uma versão mutante do gene supressor de tumores e depois sofrem uma segunda mutação, "A second hit" ou uma deleção somática que inativa o gene .[2,23]

Manifestações clínicas

Manifestações clínicas da síndrome de Gorlin-Goltz

1. Manifestações odonto-estomatológicas

1.1. Queratocistos odontogénicos

A presença de queratocistos odontogénicos é encontrada em pelo menos 75% dos pacientes com síndrome de Gorlin .[8]

Estas lesões ocorrem frequentemente numa idade precoce, geralmente na primeira década de vida[16] . Podem, portanto, ser o primeiro sinal que apresenta boas evidências da síndrome de Gorlin-Goltz, tal como podem, por vezes, ser a única manifestação durante esta primeira década .[7,24]

Estas lesões quísticas são frequentemente descobertas incidentalmente durante exames de rotina. São geralmente assintomáticas, mas algumas delas podem ser reveladas por inchaço local dos maxilares e deslocação dos dentes devido ao crescimento quístico contínuo .[25]

Como também podem apresentar superinfeção causando dor surda, inchaço e até assimetria facial .[26]

Os queratocistos odontogénicos sindrómicos são geralmente múltiplos e histologicamente idênticos aos queratocistos esporádicos, mas com um comportamento mais agressivo .[8]

A mandíbula é mais frequentemente afetada do que a maxila, com uma preferência pelas regiões posteriores .[27]

Radiograficamente, estas lesões manifestam-se como radiolucências uniloculares ou multiloculares do corpo posterior, do ângulo ou do ramo mandibular. Podem ser bilaterais ou unilaterais .[26]

Em alguns casos, quando esses cistos estão associados a dentes impactados, eles podem imitar cistos dentígeros .[8]

Nesta síndrome, a taxa de recorrência de queratocistos odontogénicos após a excisão cirúrgica é de 82%. Cistos satélites na forma de pequenas ilhas sólidas de proliferação epitelial na cápsula e/ou remoção incompleta do saco fino e frágil[28] . A natureza agressiva e a tendência para a recorrência destas lesões exigem um exame clínico e uma análise radiográfica meticulosos e completos. Para tal, é necessária uma avaliação radiográfica 3D rigorosa para determinar a localização exacta da lesão, bem como as suas dimensões e a proximidade de elementos anatómicos vizinhos, e para evitar qualquer recorrência .[29]

Alguns relatórios indicam que os queratocistos podem sofrer transformação maligna em carcinomas de células escamosas e ameloblastomas[12,30] . A monitorização clínica e radiológica contínua dos pacientes é, por conseguinte, essencial.

1.1.1. Anatomopatologia

De um ponto de vista anatómico, os queratocistos odontogénicos são caracterizados por um revestimento muito fino composto por um epitélio escamoso estratificado paraqueratinizado ou ortoqueratinizado (normalmente com cinco a oito células de espessura), uma camada basal com uma disposição típica semelhante a uma paliçada, uma cápsula fibrosa não inflamada e um lúmen contendo queratina. Os microcistos satélites são normalmente detectados no tecido conjuntivo da cápsula .[13,26]

1.2. Anomalias dentárias

Outras anomalias orais e dentárias incluem: deslocamento dos dentes em formação, reabsorção radicular, dentes impactados associados a lesões císticas, ectopia dentária e agenesia dentária. Além disso, dentes deformados e ausentes estão presentes em 30% dos indivíduos com síndrome de Gorlin, assim como uma maior suscetibilidade a cáries em comparação com membros da família não afectados .[3,26,28]

2 Manifestações mucocutâneas

2.1. Nevos e carcinomas basocelulares

Os nevos basocelulares são uma das principais caraterísticas da nevomatose basocelular[21] , tendem a desenvolver-se primeiro e manifestam-se de forma diferente dos carcinomas basocelulares.

Clinicamente, estes últimos aparecem como lesões múltiplas e polimorfas que podem degenerar a partir de nevos .[3]

Os carcinomas basocelulares raramente ocorrem na infância e tendem a aparecer mais frequentemente na idade adulta. Tendem a aparecer mais frequentemente entre a segunda e a terceira década de vida[13] . No entanto, o seu aparecimento também tem sido registado desde os 2 anos de idade até aos 65 anos[31] . Cerca de 80% dos indivíduos afectados pela síndrome de Gorlin aos 50 anos, contra 13% aos 20 anos, foram diagnosticados com pelo menos um carcinoma .[2]

O número destes tumores é muito variável, variando de doente para doente, com uma preferência observada nos indivíduos de raça branca em relação aos de raça negra, e pode ir de algumas a vários milhares de lesões .[32,12]

Os carcinomas basocelulares associados à síndrome de Gorlin podem ocorrer em qualquer parte da pele, com uma ligeira preferência por áreas expostas ao sol. Os locais mais frequentemente afectados são a face, o pescoço, as costas e o peito, sendo as extremidades raramente afectadas[32,13] . Nos homens, estas lesões tendem a aparecer no terço superior das costas, nos braços e na zona H da face, enquanto nas mulheres tendem a aparecer no couro cabeludo, nas costas e nas pernas .[12]

A sua apresentação clínica pode assumir várias formas, desde uma simples pápula castanha clara a escura, com 1 a 10 mm de diâmetro e superfície lisa, até placas ulceradas ou ulceroproliferativas, pigmentadas e de tamanho mais ou menos aumentado, que podem ser confundidas com hemangiomas .[3,16]

É apenas após o período pós-puberal que uma pequena fração dos carcinomas basocelulares se torna agressiva e, em casos raros, pode apresentar processos invasivos e metástases .[32]

Estudos recentes demonstraram que a exposição aos raios ultravioleta B promove o desenvolvimento de carcinomas basocelulares em ratinhos portadores de mutações no gene PTCH1 .[33]

2.1.1. Anatomopatologia

O aspeto histológico dos carcinomas basocelulares em doentes com síndrome de Gorlin não difere dos carcinomas basocelulares esporádicos.

Apresentam geralmente um aspeto clássico caracterizado por arranjos de células basófilas organizadas em redes e cadeias, frequentemente com forte pigmentação de melanina.

Quando associados à nevomatose basocelular, estes tumores encontram-se frequentemente enclausurados na epiderme, mas podem por vezes apresentar um comportamento agressivo, com invasão local e até a possibilidade de metástases à distância. O desenvolvimento de metástases tem sido observado nos pulmões, nos ossos, nos gânglios linfáticos e noutros locais .[33,34]

2.2. Fossas palmo-plantares

As fossas palmo-plantares são consideradas uma das manifestações mais frequentemente registadas em doentes com síndrome de Gorlin, encontrando-se em 80-90% dos doentes .[2]

Estas lesões apresentam-se como depressões múltiplas, punctiformes, negro-acastanhadas, não palpáveis, assintomáticas, com 1 a 3 mm de profundidade e 2 a 3 mm de diâmetro[2,16] . Aparecem nas palmas das mãos e plantas dos pés, mais raramente nas superfícies dorsais ou laterais dos dedos das mãos ou dos pés e nas pregas interdigitais. As mãos têm maior probabilidade de serem afectadas do que os pés.

Em casos excepcionais, podem surgir carcinomas basocelulares na base destas lesões, o que sublinha a necessidade de um exame periódico cuidadoso destes doentes.

As fossas são melhor visualizadas mergulhando as mãos e os pés do doente em água quente durante 10 a 15 minutos antes do exame .[12,25]

O número destas lesões varia de pessoa para pessoa, aumentando geralmente com a idade.

Normalmente aumentam com a idade e, uma vez formados, são permanentes .[36,37]

2.2.1. Anatomopatologia

Histologicamente, as fossas palmo-plantares são marcadas pela ausência parcial ou total do estrato córneo, adelgaçamento variável do estrato granuloso e paraqueratose, e hiperplasia das células basais .[2]

2.3. Quistos epidermóides e queratocistos cutâneos

Os quistos epidermóides, geralmente múltiplos, desenvolvem-se em cerca de 35-50% das pessoas com síndrome de Gorlin nos membros e no tronco[38] , com uma preferência notável por áreas pilosas .[39]

2.3.1. Anatomopatologia

Histopatologicamente, os queratocistos cutâneos associados à nevomatose basocelular são caracterizados por uma parede coberta por um epitélio estratificado, constituído por 4 a 6 camadas de células, com uma camada de células granulares mal definida. Baselga et al.[40] e Hamel et al.[41] , referiram que os quistos epidermóides em indivíduos sindrómicos apresentam histologicamente um padrão para os queratocistos odontogénicos .[39]

3 Manifestações esqueléticas

3.1. Calcificações intracranianas

A calcificação da foice é o achado radiológico mais comum, ocorrendo em 65% a 90% dos doentes com síndrome de Gorlin, em comparação com 5% da população em geral .[2]

A presença de calcificações ectópicas com um aspeto lamelar sugere fortemente a presença da síndrome de Gorlin-Goltz em crianças[3,12] . A calcificação torna-se geralmente mais óbvia no final da infância e a partir da infância e da adolescência, com o nível de calcificação a aumentar com a idade. Este facto sugere que a deposição de cálcio na estrutura do cérebro é um processo que acelera progressivamente com o envelhecimento .[21]

Outras calcificações mais raras do sistema nervoso central foram registadas com menor frequência, nomeadamente a calcificação do diafragma selar (60-80%) e a calcificação da tenda do cerebelo (19-23%) .[2]

3.2. Anomalias costais

As anomalias costais são caraterísticas dismórficas que se apresentam logo no período fetal e que se mantêm ao longo da vida sem alterações adicionais

.[21]

Cerca de 32-45% dos doentes com síndrome de Gorlin-Goltz apresentam anomalias nas costelas. As costelas bífidas (26%) e as costelas fundidas (16%) são as manifestações músculo-esqueléticas mais caraterísticas da doença.

Estas anomalias afectam principalmente a terceira, quarta e quinta costelas[2]. Podem alterar a forma normal do tórax, resultando numa inclinação caraterística dos ombros para baixo. As deformações costais associadas à cifoescoliose podem dar origem ao pectus excavatum, também conhecido como deformidade oca da parede torácica ou peito em funil .[3]

Outras anomalias das costelas incluem costelas alargadas, ausentes, cervicais e rudimentares .[12]

Estas anomalias são consideradas caraterísticas radiológicas da síndrome de Gorlin e podem ser detectadas incidentalmente na radiografia do tórax .[21]

3.3. Anomalias vertebrais

As anomalias vertebrais congénitas, frequentemente observadas nas radiografias de indivíduos que sofrem da síndrome de Gorlin, são consideradas critérios de diagnóstico úteis para esta anomalia.

Estas deformações incluem normalmente escoliose e processo espinhoso bífido.

processo espinhoso bífido. Menos comuns são a espinha bífida oculta, as hemivértebras, os corpos vertebrais alongados, a espondilolistese e os corpos vertebrais fundidos.

O envolvimento das vértebras C6, C7, T1 e T2 é o mais frequente .[3,12]

3.4. Anomalias craniofaciais

Os doentes com síndrome de Gorlin apresentam frequentemente uma macrocefalia relativa desde o período neonatal, com uma testa alta e larga e bossas frontais e parietais.

As caraterísticas faciais incluem uma raiz nasal larga, por vezes associada a hipertelorismo ocular, como no caso do doente relatado.

Pode também ser observada uma maxila hipoplásica e uma mandíbula hiperplásica, com um prognatismo mais ou menos pronunciado que dá origem a uma articulação invertida.

Outras anomalias esqueléticas menos frequentes incluem uma fenda palatina profunda e lábios associados a más oclusões e múltiplas inclusões dentárias .[26,16]

3.5. Outras manifestações esqueléticas

A deformidade escapular congénita, também conhecida como deformidade de Sprengel, está presente em 4-22% dos indivíduos com síndrome de Gorlin-Goltz .[2]

A omoplata afetada por esta deformidade aparece em posição elevada, com displasia e dismorfismo. É mais larga do que o caracterizado por um bordo medial convexo e um bordo lateral côncavo, e está associada a hipoplasia do músculo subescapular. A escápula lateral encontra-se geralmente numa posição normal, embora possa ocasionalmente apresentar uma ligeira dismorfia .[42]

Outras anomalias esqueléticas menos frequentes, tais como sindactilia (3-24%), polidactilia (3%), bandas falangeanas em forma de chama (30%)[2] , e encurtamento do quarto metacarpo foram relatadas em associação com a síndrome de Gorlin .[28]

4. Manifestações ginecológicas

4.1. Fibroma do ovário e fibrossarcomas

O fibroma do ovário pode estar presente em 6-43% das mulheres com síndrome de Gorlin.

Estas lesões são geralmente descobertas incidentalmente, uma vez que são frequentemente assintomáticas, desenvolvendo sintomas apenas quando aumentam de tamanho e se tornam calcificadas, ou têm uma torção em torno dos seus pedículos. Por este motivo, foi difícil determinar a frequência exacta destes tumores na nevomatose basocelular .[2,12]

Os fibromas associados à síndrome desenvolvem-se geralmente na puberdade, entre os 16 e os 45 anos de idade[43] . São frequentemente bilaterais, sobrepostos medialmente, calcificados e multinodulares, o que os distingue das formas isoladas .[21,3]

4.2. Hipogonadismo nos homens

Em 5-10% dos doentes do sexo masculino, podem estar presentes manifestações de hipogonadismo hipogonadotrófico, incluindo caraterísticas como anosmia, pêlos faciais e corporais femininos, criptorquidismo e ginecomastia .[3]

5. Manifestações renais

Cerca de 3% dos indivíduos afectados apresentam anomalias renais, geralmente menores, incluindo rim em forma de ferradura, rim em forma de L, agenesia renal unilateral, quisto renal e duplicação da pélvis renal e dos ureteres .[2]

6. Manifestações neurológicas e psiquiátricas

6.1. Retardo mental

Nesta síndrome, foram registados atrasos mentais e dificuldades de aprendizagem em cerca de 5% dos doentes .[7]

6.2. Meduloblastoma

O meduloblastoma é um tumor cerebral maligno geralmente observado em doentes pediátricos afectados pela síndrome de Gorlin, com uma taxa de prevalência baixa de 1-5%. Ocorre frequentemente aos 2 anos de idade, enquanto na população em geral, a idade de início situa-se entre os 7 e os 8 anos[12] . Por este motivo, é importante considerar a deteção precoce do meduloblastoma em crianças com risco de desenvolver nevomatose basocelular nos primeiros anos de vida.

O subtipo mais comum desta lesão associada à nevomatose basocelular é o subtipo desmoplásico ou nodular.

principalmente em alterações na via de sinalização hedgehog .[2,21]

O risco de desenvolver meduloblastoma varia consoante as mutações genéticas.

Para as pessoas com uma mutação heterozigótica do gene PTCH1, o risco estimado situa-se entre 12 e 24%. Em contrapartida, para as pessoas com uma mutação heterozigótica no gene SUFU, o risco é significativamente mais elevado, cerca de 20 vezes superior[44] . Estes tumores têm um prognóstico intermédio, com taxas de sobrevivência global entre 60 e 80% .[12]

6.3. Meningiomas

Foram registados meningiomas associados à síndrome de Gorlin em até 5%

dos doentes[12] , principalmente associados a variantes do gene SUFU.

Em alguns casos, podem aparecer como o primeiro tumor cerebral ou, mais frequentemente, como uma neoplasia intracraniana secundária numa área previamente tratada com radioterapia para o meduloblastoma .[2]

6.4. Outras manifestações neurológicas

Outras anomalias que afectam o sistema nervoso central foram observadas em relação à síndrome de Golin-Goltz, incluindo ventrículos assimétricos, atrofia cerebral, cavum septum pellucidum e disgenesia ou agenesia do corpo caloso .[2]

Além disso, vários tumores cerebrais, como astrocitomas, craniofaringioma e oligodendroglioma .[12]

6.5. Manifestações psicológicas

O fenótipo da síndrome de Gorlin varia consideravelmente, mas, de um modo geral, são necessárias numerosas visitas ao hospital e múltiplas intervenções cirúrgicas. Esta situação pode afetar a qualidade de vida dos doentes e as suas carreiras profissionais. Consequentemente, estes indivíduos têm uma forte necessidade de apoio psicológico, cujas razões subjacentes são principalmente o aspeto crónico da síndrome, as múltiplas cirurgias e o medo de desenvolver cancro.

Além disso, os doentes sentem-se muitas vezes incompreendidos pela sociedade, pelos seus empregadores e pelos seus amigos e familiares .[44]

7. Manifestações oftalmológicas e auditivas

As pessoas que sofrem da síndrome de Gorlin-Goltz podem apresentar numerosas manifestações oculares (26%). Para além de sintomas como hipertelorismo, estrabismo convergente, telecanto, catarata congénita, coloboma da íris e da coroide, membranas epiretinianas, nistagmo rotatório, microftalmia e uma maior prevalência de exoftalmo.

Os sintomas relacionados com o ouvido nesta síndrome incluem otosclerose, perda auditiva condutiva e angulação posterior dos ouvidos .[2,12]

8. Manifestações cardíacas

O fibroma cardíaco é pouco frequente, estando presente em 3% dos casos, e ocorre principalmente em crianças desde o nascimento ou pouco depois, com 85% dos casos a apresentarem-se antes dos 10 anos de idade .[2,12]

Trata-se de um tumor benigno e assintomático, praticamente estável e sem risco de vida na síndrome de Gorlin. No entanto, por vezes causa arritmias fatais, que podem exigir a intervenção de um cateter, e pode também levar a insuficiência cardíaca e defeitos de condução devido a danos no septo .[2,21]

Abordagem de diagnóstico

Diagnóstico

1. Critérios de diagnóstico da síndrome de Gorlin

O diagnóstico da síndrome de Gorlin-Goltz baseia-se essencialmente na avaliação dos sinais clínicos. Uma vez que nem todos os doentes que sofrem deste síndroma apresentam necessariamente todos os critérios de uma só vez, dada a diversidade de sintomas associados à nevomatose basocelular, tornou-se necessário classificar as manifestações clínicas mais específicas deste síndroma em critérios maiores e menores, de acordo com a sua frequência de ocorrência .[50]

Estes critérios foram propostos em 1993 por Evans el al[35] , modificados em 1997 por Kimonis et al[46] e revistos em 2011 por Bree et al .[47]

Critérios de diagnóstico de acordo com o 1º Simpósio Internacional da Síndrome de Gorlin[47]

Critérios principais

1. Carcinomas basocelulares precoces (antes dos 20 anos) ou múltiplos em relação à exposição solar e ao tipo de pele

2. Queratocistos odontogénicos do maxilar antes dos 20 anos de idade

3. fossas palmo-plantares

4. Calcificação lamelar da foice do cérebro

5. Medulloblastoma desmoplásico

6. Parente de primeiro grau com síndrome de Gorlin

Critérios menores

1. Anomalias das costelas

2. Macrocefalia

3. Outras malformações esqueléticas e sinais radiológicos caraterísticos, como anomalias vertebrais, cifoescoliose, quarto metacarpo curto ou polidactilia pós-axial

4. Fenda labial e palatina

5. Fibroma do ovário

6. Fibroma cardíaco

6. Quistos linfomentéricos

7. Manifestações oculares, como estrabismo, hipertelorismo, catarata congénita, glaucoma ou coloboma.

O diagnóstico da síndrome de Gorlin-Goltz pode ser feito se um doente apresentar um critério maior com confirmação molecular, ou dois critérios maiores, ou um critério maior associado a dois critérios menores .[47]

2. Protocolo de diagnóstico e acompanhamento a longo prazo

Na maioria dos casos, a síndrome de Gorlin-Goltz é identificada com base em critérios clínicos.

Embora isto possa parecer simples, a diversidade de sintomas desta doença, que varia consoante a idade e o indivíduo, pode complicar o diagnóstico.

O teste genético é, por conseguinte, essencial para a confirmação exacta do diagnóstico, especialmente em doentes mais jovens nos primeiros anos de vida .[48]

Em casos aparentemente isolados, recomenda-se a realização de exames radiológicos completos aos membros da família. Isto pode ajudar a determinar se a doença da criança é causada por uma nova mutação genética, especialmente se não forem detectados outros sinais anormais .[49]

Quando uma família tem uma história clínica sugestiva da síndrome de Gorlin-Goltz, os recém-nascidos devem ser cuidadosamente examinados para detetar sinais da doença. Do mesmo modo, quando um adulto é suspeito de ter a síndrome, é necessária uma avaliação exaustiva que inclua os dados essenciais da história clínica, os resultados do exame físico e os exames complementares recomendados para o diagnóstico[48,49] (quadros I, II e III).

Quadro I: Dados anamnésicos essenciais para o diagnóstico da síndrome de Gorlin

História médica anterior
Ao nascimento: hidrocefalia, macrocefalia, testículos não descidos
Desenvolvimento psicomotor: resultados escolares, crescimento em altura e peso em relação aos irmãos e irmãs
Antecedentes pessoais: tumores cerebrais, estrabismo, problemas cardíacos ou infertilidade.
Antecedentes cirúrgicos: procedimentos orais ou extracções dentárias, tumores cerebrais, fenda labial ou palatina, excisões cutâneas.
Historial de exposição à luz ou radiação ultravioleta

Quadro II: Exames físicos e avaliações essenciais para um diagnóstico e acompanhamento eficazes dos doentes com síndrome de Gorlin

Exames físicos	Recomendações	Seguir a longo prazo P[u]
Exame dentário: queratocistos odontogénicos, malposições dentárias, inclusões dentárias, falta de dentes na arcada	- Os ortopantomogramas (OPGs) são sugeridos como exames de rastreio porque são convenientes, emitem baixos níveis de radiação (menos de 0,01 mSv) e são económicos. - Considerar a RMN para o rastreio em vez de raios X pode reduzir a exposição à radiação, mas devem ser tidos em conta os condicionalismos de acesso e os elevados custos associados à RMN.	- Logo que o paciente atinja a idade adequada para o exame -As visitas são geralmente recomendadas uma vez por ano, mas podem ser aumentadas se estiverem presentes lesões activas - Após os 22 anos de idade, podem ser efectuadas radiografias panorâmicas adicionais em caso de dor ou de modificação inexplicável da posição dos dentes

Exame dermatológico: nevos basocelulares, fossas palmares/plantares e quistos epidermóides	- É essencial sublinhar a importância de medidas adequadas de proteção solar, que devem ser discutidas em todas as consultas médicas. - Recomenda-se a inspeção de todo o corpo, incluindo os locais não expostos ao sol, todos os anos até ao aparecimento da doença. - O tratamento do carcinoma basocelular deve ser efectuado de acordo com as diretrizes internacionais. - A radioterapia é considerada relativamente contra-indicada no tratamento do carcinoma basocelular.	- Todos os anos, desde a puberdade até ao aparecimento do primeiro carcinoma basocelular, os exames devem ser efectuados regularmente. - Posteriormente, pelo menos uma vez de 3 em 3 meses
Avaliação neurológica		De seis em seis meses para crianças com menos de três anos de idade - Posteriormente, uma vez por ano até aos 7 a 8 anos de idade

Cabeça e pescoço :	Os médicos devem estar atentos ao risco de atraso no desenvolvimento. Devem ser efectuadas avaliações específicas, tais como a medição da circunferência occipito-frontal ajustada ao tamanho da criança, a procura de corcovas frontais e parietais, uma mandíbula prognata, fenda palatina ou problemas de alinhamento dentário.	
Avaliação oftalmológica	- Se possível, recomenda-se a medição da pressão ocular durante o exame.	- Anualmente em crianças - Nos adultos, em caso de sintomas
Testes cardíacos		- Em caso de sintomas
Avaliação ortopédica: Deformidade de Sprengel, escoliose, anomalias do pectus e anomalias dos dedos	- É aconselhável detetar as deformações ósseas durante o exame físico inicial, para que se possa considerar uma intervenção, se necessário.	Desde o momento do nascimento

Avaliação ginecológica	- O tratamento cirúrgico dos miomas do ovário não é recomendado - Para preservar as opções reprodutivas futuras, são recomendados métodos minimamente invasivos se for necessário um tratamento cirúrgico	Se ocorrerem sintomas
Análise do desenvolvimento psicomotor ou das dificuldades de aprendizagem		Caso a caso
Avaliação psicológica	- Durante o acompanhamento, os médicos devem estar atentos ao sofrimento psicológico	Caso a caso

Quadro III : Exames complementares em doentes com síndrome de Gorlin

Exames complementares	Indicações	**Acompanhamento**
- Radiografia panorâmica	- Para pessoas com uma mutação genética conhecida no gene PTCH1 ou que tenham sido diagnosticadas com uma doença associada sem confirmação genética através de testes	- Pelo menos uma vez por ano a partir dos 8 anos de idade, ou logo que a criança seja capaz de cooperar, até ao aparecimento do primeiro queratocisto - Posteriormente, de 6 em 6 meses até aos 21 anos de idade, ou até não aparecerem mais quistos durante 2 anos - Nos adultos, em caso de sintomas
- Tomografia computorizada (TC) da massa facial, nomeadamente de feixe cónico (CBCT)	Para o planeamento pré-operatório do tratamento de queratocistos odotogénicos	
-Telerradiografia de face e perfil do crânio		Desde a adolescência
Radiografia do tórax		- Desde o nascimento

- Radiografia da coluna vertebral, vista frontal e lateral		- Desde o nascimento
- Radiografia da mão	-Em caso de sintomas	
- Radiografia de ossos longos	- Em caso de sintomas	
-Ressonância magnética cerebral	Em caso de sintomas clínicos observados ou de desenvolvimento psicomotor anormal - Em crianças com uma mutação do gene SUFU ou em casos de diagnóstico clínico sem testes genéticos	Duas vezes por ano até à idade 7-8
-Ecografia pélvica (mulheres)	- Em caso de queixas abdominais, como dores ou irregularidades menstruais.	- Repetido em caso de sintomas
Ecocardiografia (crianças)	- Se surgirem sintomas cardíacos	- Repetido em caso de sintomas
Teste genético	- Sempre que possível, este acompanhamento deve ser efectuado em todos os doentes suspeitos de terem a síndrome.	

Para realizar este exame de forma adequada e selecionar os testes de diagnóstico mais apropriados, é essencial ter em conta a idade em que os sintomas aparecem.

As radiografias do tórax e da coluna vertebral são instrumentos valiosos para detetar anomalias presentes desde o nascimento, como costelas bífidas ou malformações vertebrais .[46]

O risco de meduloblastoma atinge o seu pico entre os 2 e os 3 anos de idade, embora esta patologia se possa manifestar até aos 7 anos. Para a deteção precoce desta lesão, sugere-se a realização de um exame neurológico de rotina e de uma ressonância magnética cerebral de seis em seis meses até aos 3 anos de idade.

A partir daí, os exames podem ser espaçados de um ano até aos 7 ou 8 anos de idade, uma vez que o risco de meduloblastoma diminui após esta idade .[47,48]

De acordo com as diretrizes do Centro Médico da Universidade de Maastricht (MUMC+) de 2021, a RMN de rotina é recomendada apenas em casos de diagnóstico clínico sem confirmação genética, ou em doentes com uma mutação específica no gene SUFU. Assim, quando a síndrome de Gorlin é diagnosticada na idade adulta, a RM cerebral de base não é necessária .[44]

Durante a infância, as alterações podem também ser detectadas através de radiografias das mãos e dos pés.

Radiografias das mãos e dos pés .[50]

Os queratocistos odontogénicos podem desenvolver-se a partir dos 4 anos de idade.

Recomenda-se a realização de radiografias panorâmicas (de preferência digitais) em doentes com diagnóstico suspeito ou confirmado de síndrome de Gorlin, logo que a criança seja capaz de cooperar, até ao aparecimento do primeiro queratocisto. Após o seu aparecimento, devem ser efectuados exames de rastreio semestrais até ao desaparecimento dos quistos, durante 2 anos, ou até a criança atingir a idade de 21 anos46,47

Alguns autores sugerem o rastreio de quistos logo a partir dos 8 anos de idade .[35]

Nos adultos, recomenda-se uma radiografia panorâmica anual se os sintomas estiverem presentes .[47]

No entanto, as diretrizes de 2021 recomendam o rastreio com um ortopantomograma (OPG) ou ressonância magnética (MRI) apenas em casos de diagnóstico clínico sem confirmação genética, ou para pacientes com uma mutação heterozigótica no gene PTCH1, identificada por testes genéticos .[44]

Para as pessoas com risco de síndrome de Gorlin, o rastreio da calcificação da foice do cérebro pode ser benéfico, desde a adolescência até à idade adulta .[35,50]

A partir da puberdade, recomenda-se um exame anual da pele. No entanto, os adultos devem ser examinados de 2 em 2 ou de 3 em 3 meses e submetidos a controlos de rotina, uma vez que as lesões cutâneas podem surgir subitamente e devem ser detectadas precocemente .[48]

A ecografia ginecológica e a monitorização regular não são recomendadas por rotina em doentes assintomáticas.

No entanto, em caso de sintomas abdominais, como dores ou irregularidades menstruais, é necessário um exame ginecológico para detetar a presença de um fibroma do ovário .[44]

Kimonis et al[50] identificaram os principais achados radiológicos para o diagnóstico da síndrome de Gorlin. Dependendo do contexto clínico, os exames imagiológicos

podem incluir ressonância magnética cerebral, ecocardiografia, ecografia abdominal, radiografia dentária e radiologia do esqueleto .[50]

No entanto, a utilização da irradiação deve ser reduzida ao mínimo, especialmente os critérios de diagnóstico que não conduzem diretamente a intervenções terapêuticas. Isto é particularmente importante para os doentes com síndrome de Gorlin, que são altamente sensíveis à radiação ionizante .[44,49]

Os fibromas cardíacos são geralmente raros e não causam sintomas, mas pode ser recomendada a realização de um ecocardiograma nos primeiros 12 meses de vida da criança para os identificar[35,47] . Além disso, se um doente com síndrome de Gorlin apresentar sintomas cardíacos, deve ser efectuado um ecocardiograma para excluir a possibilidade de um tumor de início tardio .[44]

Para além dos exames médicos acima mencionados, pode ser necessário considerar a possibilidade de apoio psicológico para ajudar o doente e a família a lidar com as implicações emocionais e psicológicas da síndrome de Gorlin .[44,47]

3. Testes genéticos

Em 2011, os peritos concordaram que os sintomas observados clinicamente eram suficientes para diagnosticar a nevomatose basocelular, sem que fosse sempre necessário efetuar um teste genético. Embora o teste genético seja considerado o padrão de excelência para o diagnóstico, o seu elevado custo pode, por vezes, constituir um obstáculo. Por conseguinte, a utilização de testes genéticos justifica-se nos seguintes casos:

1. Quando se conhece uma mutação familiar, recomenda-se a realização de testes pré-natais.

2. Para os doentes com sintomas que não satisfazem os critérios rigorosos, pode ser considerado um diagnóstico de confirmação.

3. Para os doentes com um membro da família afetado pela doença, recomenda-se a realização de testes preditivos, mesmo na ausência de sintomas óbvios, uma vez que podem apresentar um risco acrescido .[47]

No entanto, os avanços técnicos tornaram os testes genéticos mais acessíveis na maioria dos países, e o conhecimento da mutação familiar causadora é inestimável na proposta de testes pré-sintomáticos aos membros da família. Para além disso, como os genes envolvidos (PTCH1 ou SUFU) requerem um acompanhamento diferente.

Atualmente, recomenda-se a realização de um teste genético em todos os doentes suspeitos de sofrerem da síndrome de Gorlin, sempre que possível.

A Orphanet fornece uma lista de locais e países que efectuam testes genéticos .[51]

Uma abordagem passo a passo para o diagnóstico genético da síndrome de Gorlin, começando com um teste para o gene PTCH1. Se este teste der um resultado negativo e a suspeita clínica se mantiver elevada, é aconselhável efetuar mutações no gene SUFU. No caso de resultados negativos apesar da elevada suspeita clínica, um método consiste em isolar o ADN de vários carcinomas basocelulares e efetuar testes aos genes PTCH1 e SMO utilizando tecnologias de sequenciação de nova geração .[44]

4. Diagnóstico pré-natal

Quando um dos progenitores é portador do alelo responsável por uma doença, recomenda-se o aconselhamento genético e a vigilância apertada da gravidez para detetar eventuais problemas no feto. As mulheres grávidas de alto risco podem apresentar anomalias fetais como aumento do perímetro cefálico ou fibroma cardíaco na ecografia, mas estas são raras nesta fase do desenvolvimento.

Se necessário, o diagnóstico pré-natal pode ser efectuado através da análise do material genético recolhido durante a amniocentese, geralmente entre a 15ª e a 18ª semana de gravidez, ou através da colheita de amostras de vilosidades coriónicas (BVC), realizada entre a 10ª e a 12ª semana de gravidez .[48,49]

Abordagem terapêutica

Tratamento

1. Generalidades

A gestão dos doentes que sofrem da síndrome de Gorlin requer uma abordagem multidisciplinar integrada, envolvendo uma equipa de diferentes especialistas composta por um dentista, um dermatologista, um pediatra, um geneticista e um neurologista, oftalmologista, ginecologista e cardiologista, bem como outros profissionais de saúde .[52]

Atualmente, não existe um tratamento específico para esta anomalia, o que significa que a gestão é sintomática, sendo recomendada a vigilância carcinológica através de um acompanhamento clínico e radiológico regular destes doentes durante um período de tempo, e desempenha um papel importante no diagnóstico precoce, permitindo intervenções terapêuticas menos invasivas .[6,7]

Durante o acompanhamento, a composição da equipa multidisciplinar varia desde a infância, estando envolvidos um neurologista (pediatra) e um dermatologista. A partir dos 8 anos de idade, o dermatologista e o cirurgião dentário e maxilofacial desempenham um papel fundamental na gestão dos doentes, devido à elevada prevalência de carcinomas basocelulares e queratocistos odontogénicos. Os cuidados multidisciplinares no mesmo centro, por exemplo, um centro universitário académico, reduzem o peso das múltiplas visitas hospitalares .[44]

2. Educação dos doentes

O acompanhamento a longo prazo é muitas vezes complicado e depende, em parte, da cooperação do doente. Por isso, é importante informar os doentes sobre a síndrome e ensinar-lhes o autocontrolo .[6]

Neste contexto, os resultados de vários estudos de investigação mostraram que o risco de carcinoma basocelular está fortemente correlacionado com a exposição à radiação UV. Por conseguinte, é importante que estes doentes evitem a exposição excessiva à radiação solar. Devem usar óculos de sol com proteção UV a 100%, uma vez que a pele à volta dos olhos (semelhante à pele à volta do nariz ou das orelhas) é vulnerável ao carcinoma basocelular.

A aplicação de protectores solares com FPS elevado (FPS 30+) antes de sair para o exterior é e deve ser reaplicada a cada 2 a 3 horas, e mais frequentemente se nadar ou transpirar .[3,32]

Os suplementos de vitamina D desempenham também um papel importante na luta contra os raios solares .[12]

3. Gestão odontológica

3.1. O papel do dentista no rastreio

O papel do dentista no diagnóstico e tratamento precoce da síndrome de Gorlin é essencial, uma vez que os queratocistos odontogénicos, um dos principais critérios para a doença, aparecem numa fase precoce em pacientes com esta síndrome, geralmente nas primeiras duas décadas de vida .[3]

3.2. Tratamento de queratocistos odontogénicos

3.2.1. **Geral**

Os queratocistos odontogénicos requerem geralmente tratamento cirúrgico. São utilizados vários métodos cirúrgicos, mas todos têm como objetivo remover completamente o quisto e reduzir o elevado risco de recorrência .[3]

As modalidades de tratamento podem ser agrupadas em três categorias:

conservadores, agressivos e radicais[48] . Vão desde métodos conservadores, como a marsupialização e a enucleação simples, até abordagens mais agressivas, como a enucleação com osteotomia periférica e a curetagem química com aplicação de produtos como a solução de Carnoy.

Em casos extremos, pode ser considerada a ressecção óssea em bloco para reduzir o risco de recorrência e melhorar o prognóstico.

A decisão do tratamento depende de uma série de factores, como o tamanho da lesão, bem como o dano aos tecidos vizinhos e a idade do doente. É importante ter em conta as particularidades dos queratocistos associados à síndrome de Gorlin, que apresentam um maior risco de recorrência e transformação maligna .[27,34]

É essencial referir que os exames radiológicos são de grande importância na avaliação das caraterísticas acima mencionadas. Técnicas como a ortopantomografia em combinação com a tomografia computorizada (TC) com cortes axiais e coronais, especialmente a TC de feixe cónico (TCFC) devido à sua elevada resolução e baixa dose de radiação, são particularmente úteis para planear a cirurgia e determinar a abordagem terapêutica adequada .[29,48]

3.2.2. **Técnicas conservadoras**

3.2.2.1. Descompressão / marsupialização e enucleação

A técnica de descompressão-enucleação trata os quistos de grandes dimensões em duas fases, sob anestesia local. Consiste na criação de uma abertura na parede do quisto e na inserção de um dispositivo que impede o seu encerramento, permitindo assim uma drenagem prolongada e uma redução gradual do volume do quisto. Da mesma forma, a marsupialização oferece o mesmo princípio de redução da pressão intracística, criando uma abertura maior na parede do cisto e suturando essas paredes com as da mucosa oral. Quando a redução do volume do quisto é considerada satisfatória, o quisto é excisado numa segunda operação.

Esta abordagem reduz o risco de cavidades ósseas pós-operatórias, danos ósseos e respeita as estruturas anatómicas circundantes, tornando-a promissora para o tratamento de quistos de grandes dimensões.

Esta técnica também facilita a clivagem do quisto ao espessar a parede do quisto durante a fase de descompressão .[13,53]

3.2.2.2. Enucleação simples

A cirurgia de enucleação simples envolve a remoção cuidadosa dos queratocistos odontogénicos da sua localização no osso, expondo o osso sob anestesia local ou geral.

Este método envolve a localização e a remoção completa da parede do quisto .[49]

Embora alguns autores considerem que a enucleação simples pode ser ideal para assegurar a excisão completa nos casos de quistos intra-ósseos em que as corticais ósseas estão intactas, é principalmente recomendada para queratocistos de pequena e média dimensão[27,53] .

3.2.3. **Técnicas agressivas**

3.2.3.I. Enucleação com osteotomia periférica

A enucleação com osteotomia periférica envolve a remoção de uma fina camada de osso (1 a 2 mm) à volta do quisto.

É uma técnica simples, que utiliza uma cureta afiada ou uma broca de osso esterilizada sob irrigação. Remove quaisquer resíduos epiteliais que possam levar a uma recorrência do quisto.

Esta abordagem tem poucas complicações e uma taxa de recorrência entre 13,1% e 18,2%[1,2] . É recomendada quando a clivagem da parede quística não pode ser efectuada facilmente, particularmente para quistos de tamanho pequeno a médio .[13,53]

3.2.3.2. Enucleação com curetagem e aplicação de produtos químicos

Após a enucleação quística, o osso circundante pode ser quimicamente circundado, utilizando um agente cauterizador como a solução de Carnoy.

Esta solução é composta por 6 ml de álcool absoluto, 3 ml de clorofórmio, 1 ml de ácido acético e 1 grama de cloreto de ferro. Deve ser injectada na cavidade óssea após a enucleação. O objetivo é induzir uma necrose superficial da zona operada e eliminar os resíduos epiteliais remanescentes .[48,53]

O agente químico promove a clivagem do quisto, mas a sua toxicidade impõe um limite de tempo de 3 minutos para evitar danos no nervo alveolar inferior .[27,53]

Esta abordagem terapêutica tem uma taxa de recorrência relativamente baixa, variando entre 0 e 20%. No entanto, relatos recentes destacam a possibilidade de complicações como deiscência, infeção, sequestro ósseo e parestesia .[29]

Apesar da sua aparência promissora, os estudos sugerem que este método não é totalmente fiável. Além disso, a presença de clorofórmio, uma substância potencialmente carcinogénica, na solução é um fator a ter em conta .[13]

3.2.3.3. Enucleação e criocirurgia

Alguns autores recomendam a utilização de criocirurgia após a enucleação.

Este método consiste na aplicação de azoto líquido a uma temperatura de -

70°C para induzir uma necrose superficial na zona operada. O principal objetivo é eliminar os resíduos epiteliais através de um frio intenso.

Embora esta técnica tenha sido associada a uma taxa de recorrência de 11,5%, também implica o risco de complicações como a necrose dos tecidos moles

deiscência da ferida e um processo de cicatrização prolongado .[29,53]

3.2.4. **Técnicas radicais**

3.2.4.1. Ressecção em bloco

Os procedimentos radicais envolvem a ressecção parcial do osso afetado pela lesão, deixando uma margem de 5 mm de osso saudável à sua volta .[48]

O método de ressecção em bloco, inspirado na técnica de BROSCH, foi concebido para permitir um acesso completo ao osso queratinoso.

é permitir o acesso completo ao queratocisto através da realização de uma osteotomia semelhante à osteotomia sagital dos ramos mandibulares. Isto permite que a mandíbula seja aberta em dois, dando acesso direto ao queratocisto. Esta abordagem evita a necessidade de interromper a cirurgia, o que é particularmente útil para os grandes queratocistos susceptíveis de romper as corticais. No entanto, o procedimento é incómodo e acarreta um risco acrescido de fratura mandibular.

A ressecção em bloco, com cirurgia de interrupção, é uma opção que pode ser considerada em casos específicos de lesões multi-recorrentes ou lesões primárias particularmente agressivas, quando a cirurgia de enucleação não é viável. Os defensores desta abordagem apontam para o risco de degeneração maligna ou transformação ameloblástica dos queratocistos .[53]

Embora estes métodos estejam associados a uma taxa de recorrência mínima, é aconselhável adotar abordagens mais cautelosas em vez de procedimentos radicais em crianças cuja erupção dentária ou desenvolvimento ósseo ainda não esteja concluído .[48]

Apesar da opinião de alguns autores sobre a eficácia da enucleação simples ou combinada com osteotomia no tratamento destes quistos[2] , há circunstâncias que exigem abordagens mais agressivas. Isto é particularmente verdade nas seguintes situações:

1. Se os queratocistos reaparecerem após tratamento conservador.

2. em queratocistos intra-ósseos multiloculares com comportamento agressivo.

3. Quando o queratocisto diagnosticado apresenta um comportamento clínico particularmente agressivo[27]

caracterizado por um crescimento rápido e pela destruição do tecido circundante, exigindo a sua ressecção durante o tratamento cirúrgico inicial.

Qualquer que seja o método terapêutico utilizado, é essencial efetuar um exame histológico dos queratocistos excisados para um diagnóstico preciso .[54]

O acompanhamento a longo prazo é essencial, dado o elevado risco de recorrência e de desenvolvimento de novos queratocistos. Incluir uma radiografia panorâmica anual em doentes sindrómicos .[29]

3.2.5. Tratamento futuro dos queratocistos odontogénicos.

Nos últimos anos, os estudos têm explorado novas vias terapêuticas para o KCOT. De acordo com Taipale et al .[55]

um alcaloide esteroidal de origem vegetal, demonstrou inibir a resposta celular à sinalização SHH. A sua investigação demonstrou que a ciclopamina bloqueia a ativação da via SHH induzida por uma mutação oncogénica, o que a torna um candidato potencial para o tratamento de tumores humanos caracterizados por uma hiperatividade da via SHH.

Outros investigadores sugerem que os seus antagonistas podem ser benéficos no tratamento dos queratocistos odontogénicos.

As suas propostas incluem a reintrodução de PTCH de tipo selvagem, a inibição da molécula SMO por antagonistas sintéticos e a supressão de factores de transcrição a jusante da SHH PATHWAY. Defendem que a injeção intra-cistica de um antagonista do antagonista SMO representa uma opção terapêutica promissora para o futuro .[17]

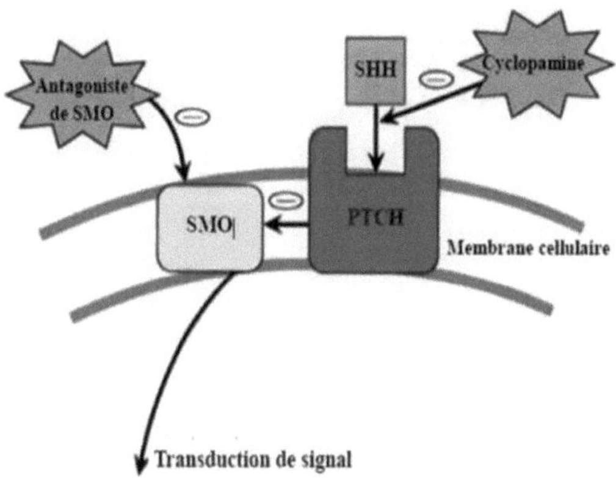

Figura 3: A ciclopamina actua bloqueando o sinal SHH, o que impede a sua transmissão: O antagonista de SMO bloqueia a atividade de SMO, interrompendo assim a transmissão do sinal .[17]

Com o avanço da investigação, poderão surgir novos tratamentos moleculares. Esta perspetiva abriria caminho à redução ou mesmo à eliminação da utilização de técnicas cirúrgicas agressivas e traumáticas para os doentes .[17]

Conclusão

Conclusão

A síndrome de Gorlin é uma doença hereditária autossómica dominante resultante de mutações nos genes da via de sinalização Sonic Hedgehog, em particular no gene PTCH1. Esta patologia manifesta-se por uma predisposição para tumores, anomalias congénitas e uma variedade de sintomas, incluindo queratocistos odontogénicos precoces, múltiplos nevos de células basais, bem como manifestações genéticas esqueléticas e oculares e um risco aumentado de meduloblastoma.

Devido à complexidade e variabilidade das manifestações clínicas, é essencial uma abordagem multidisciplinar para diagnosticar e tratar os doentes com esta síndrome. Assim, todos os especialistas devem ser capazes de reconhecer os sinais e sintomas da síndrome de Gorlin-Goltz para permitir um diagnóstico precoce.

Dado que as manifestações odontológicas ocorrem frequentemente em idades precoces, o papel do médico dentista é crucial, uma vez que deve estar particularmente atento a quaisquer indícios que sugiram um ou mais quistos odontogénicos num paciente jovem, ou o aparecimento recorrente desses quistos. Deve também investigar outras manifestações clínicas da doença, encaminhando o paciente para os outros especialistas envolvidos.

Uma vez feito o diagnóstico, o acompanhamento regular por uma equipa multidisciplinar é essencial para evitar complicações como a transformação maligna do quisto, as lesões cutâneas, a destruição secundária e a deformação dos queratocistos odontogénicos e a sua recorrência, bem como as consequências nefastas dos tumores cerebrais. Esta abordagem permite uma melhor gestão do prognóstico e melhora a qualidade de vida dos pacientes com esta síndrome

Referências

1. **Longobardi G, Diana G, Poddi V, Pagano I.**
Cisto folicular da mandíbula evoluindo para um ceratocisto em um paciente com síndrome de Gorlin-Goltz não reconhecido.
J Craniofac Surg 2010;21:833-6.

2. **Fernández LT, Ocampo - Garza SS, Elizondo - Riojas G, Ocampo - Candiani J.**
Síndrome do nevo basocelular: uma atualização dos achados clínicos.
Int J Dermatol 2022;61:1047-55.

3. **Nabih O, Rachdy Z, Medaghri Alaoui O, Ben Yahya I.**
Síndrome de Gorlin-Goltz: do diagnóstico ao tratamento: proposta de uma observação.
Atual Odonto-Stomatol 2017;4:1-7.

4. **Gorlin RJ, Goltz RW.**
Epitelioma Nevóide Múltiplo de Células Basais, Quistos da Mandíbula e Costela Bífida: Uma Síndrome.
N Engl J Med 1960;262:908-12.

5. **Rayner CR, Towers JF, Wilson JS.**
O que é a síndrome de Gorlin? O diagnóstico e o tratamento da síndrome do naevus basocelular, com base num estudo de trinta e sete doentes.
Br JPlast Surg 1977;30:62-7.

6. **Sena YR, Jácome-Santos H, Alves Junior SD, Viana Pinheiro JD, Da Silva Júnior NG.**
Síndrome do Nevo Basocelular com Achados Associados Incomuns: Relato de um caso com 17 anos de acompanhamento.
Am J Case Rep 2021;22.

7. **Ghailan MR, Benhalima H, Rabeh G, et al.**
Síndrome de Gorlin-Goltz : a propos d'un cas. Médecine Buccale Chir Buccale. 2007;13:97-101.

8. **Figueira JA, Batista FRDS, Rosso K, Veltrini VC, Pavan AJ.**
Diagnóstico tardio da Síndrome de Gorlin-Goltz: A importância do Abordagem multidisciplinar.
J Craniofac Surg 2018;29:e530-1.

9. **Lo Muzio L, Nocini PF, Savoia A, et al.**
Síndrome do carcinoma basocelular nevóide. Achados clínicos em 37 indivíduos italianos afectados.
Clin Genet 1999;55:34-40.

10. **Ribeiro PL, Souza Filho JBD, Abreu KDD, Brezinscki MS, Pignaton** CC.
Síndrome em questão: Síndrome de Gorlin-Goltz.
An Bras Dermatol 2016;91:541-3.

11. Wilding A, Ingham SL, Lalloo F, et al.
Esperança de vida em doenças hereditárias que predispõem ao cancro: um estudo observacional.
J Med Genet. 2012;49:264-9.
12. Palacios-Álvarez I, González-Sarmiento R, Fernández-López E.
Síndrome de Gorlin.
Actas Dermo-Sifiliográficas 2018;109:207-17.
13. Pazdera J, Santava A, Kolar Z.
Síndrome de Gorlin-Goltz com manifestação familiar.
Biomed Pap 2022;166:112-6.
14. John AM, Schwartz RA.
Síndrome do naevus basocelular: uma atualização da genética e do tratamento.
Br J Dermatol 2016;174:68-76.
15. Rehefeldt-Erne S, Nageli MC, Winterton N, et al.
Síndrome do carcinoma basocelular nevóide: Report from the Zurich Nevoid Basal Cell Carcinoma Syndrome Cohort (Relatório da Coorte da Síndrome do Carcinoma Basocelular Nevóide de Zurique).
Dermatologia. 2016;232:285-92.
16. Nilesh K, Tewary S, Zope S, Patel J, Vande A.
Achados dentários, dermatológicos e radiográficos em um caso de Síndrome de Gorlin-Goltz: relato e revisão.
Pan Afr Med J. 2017;27.
17. Madras J.
Tumor Odontogénico Queratocístico: Reclassificação do Queratocisto Odontogénico de Cisto para Tumor.
J Can Dent Assoc 2008; 74(2):1-9.
18. Evans DG, Oudit D, Smith MJ, et al.
Primeira evidência de correlações genótipo-fenótipo na síndrome de Gorlin.
J Med Genet 2017;54:530-6.
19. Skoda AM, Simovic D, Karin V, Kardum V, Vranic S, Serman L.
O papel da via de sinalização Hedgehog no cancro: A comprehensive review.
Bosn J Basic Med Sci 2018;18:8-20.
20. Smith MJ, Beetz C, Williams SG, et al.
Mutações germinativas em SUFU causam meduloblastoma infantil associado à síndrome de Gorlin e redefinem o risco associado a mutações em PTCH1.
J Clin Oncol 2014;32:4155-61.
21. Fujii K, Miyashita T.
Síndrome de Gorlin (síndrome do carcinoma basocelular nevóide): Atualização e revisão da literatura.
Pediatr Int 2014;56:667-74.

22. Hino O, Kobayashi T. Luto pelo Dr. Alfred G.
Knudson: a hipótese dos dois hits, os genes supressores de tumores e o complexo da esclerose tuberosa.
Cancer Sci 2017;108:5-11.
23. Lam C, Ou JC, Billingsley EM.
" PTCH "-ing It Together: Uma revisão da Síndrome do Nevo Basocelular.
Dermatol Surg 2013;39:1557-72.
24. Trento GD, Gorla LFO, Navarro CM, Filho VA.
A importância do cirurgião-dentista na síndrome de Gorlin-Goltz.
Stomatologija 2017;19(4):130-2.
25. Watts RJ, Frcsc JP.
Síndrome de Gorlin: Um estudo de caso interessante e uma revisão da literatura.
Can JPlast Surg 2004;12(2):76-8.
26. Anehosur V.
Síndrome de Gorlin - Relato de um caso e tratamento de lesões císticas.
JMaxillofac Oral Surg 2009;8:184-7.
27. Lahcen K, Jalal H, Mohamed Kamal F, Abibou N, Yassamina R, Karim E.
Queratocistos odontogénicos na síndrome de Gorlin-Goltz: como tratar?
J Oral Dent Health 2018;2(3):1-5.
28. Boos Lima FB, Viana AP, Lima LH, et al.
Um caso raro de Síndrome de Gorlin-Goltz em crianças.
Case Rep Dent 2019;2019:1-5.
29. Bachesk AB, Peder SN, Lustosa RM, Nogueira LC, Iwaki-Filho L.
Síndrome de Gorlin-Goltz: A importância da Investigação Clínica e de uma Abordagem Multidisciplinar.
Int J Odontostomatol 2021;15:189-95.
30. Kawabe M, Tsukamoto Y, Matuo S, Kanda S, Hashitani S.
Carcinoma basocelular que surge em associação com queratocisto odontogénico maxilar num paciente com síndrome de Gorlin-Goltz.
J Oral Maxillofac Surg Med Pathol 2022;34:333-7.
31. Jones EA, Sajid MI, Shenton A, Evans DG.
Carcinomas Basocelulares na Síndrome de Gorlin: Uma Revisão de 202 Pacientes.
J Skin Cancer 2011;2011:1-6.
32. Muzio LL, Nocini P, Bucci P, Pannone G, Consolo U, Procaccini M.
Diagnóstico precoce da síndrome do carcinoma basocelular nevóide.
J Am Dent Assoc 1999;130:669-74.
33. Lazaridou MN, Dimitrakopoulos I, Tilaveridis I, Iliopoulos C, Heva A.
Carcinoma basocelular surgindo em associação com um queratocisto maxilar em um paciente com síndrome de Gorlin-Goltz. Relato de um caso.

Oral Maxillofac Surg 2012;16:127-31
34. Ortega-García-de A.
Síndrome de Gorlin-Goltz: Aspectos clinicopatológicos.
Med Oral Patol Oral Cir Bucal 2008;13(6):E338-43.
35. Evans DG, Ladusans EJ, Rimmer S, Burnell LD, Thakker N, Farndon PA.
Complicações da síndrome do carcinoma basocelular naevoide: resultados de um estudo de base populacional.
J Med Genet 1993;30(6):460-4
36. Kimonis VE, Singh KE, Zhong R, Pastakia B, DiGiovanna JJ, Bale SJ.
Caraterísticas clínicas e radiológicas em jovens com síndrome do carcinoma basocelular nevóide.
Genet Med 2013;15:79-83
37. North JP, McCalmont TH, LeBoit P.
Fossas palmares associadas à
Síndrome do carcinoma basocelular nevóide.
J Cutan Pathol 2012;39:736-8.
38. Gorlin RJ.
Síndrome do carcinoma basocelular nevóide (Gorlin).
Genet Med 2004;6:530-9.
39. Motegi S, Nagai Y, Tamura A, Ishikawa O.
Cistos Múltiplos de Pele na Síndrome do Carcinoma Basocelular Nevóide: Relato de um caso e revisão da literatura.
Dermatologia 2008;216:159-62.
40. Baselga E, Dzwierzynski WW, Neuburg M, Troy JL, Esterly NB.
Queratocisto cutâneo no síndroma do carcinoma basocelular naevoide.
Br J Dermatol 1996;135:810-2.
41. Hamel AF, Dunnen WF, Suurmeijer AJ.
O queratocisto cutâneo: Uma caraterística rara da síndrome do carcinoma basocelular nevóide.
Int J Surg Pathol 2003;11:36-36.
42. Guillaume R, Nectoux E, Bigot J, et al.
Escápula alta congénita (deformidade de Sprengel): Quatro casos.
Diagn Interv Imaging 2012;93:878-83.
43. Thomas N, Vinod Vs, George A, Varghese A.
Síndrome de Gorlin-Goltz: Um diagnóstico que muitas vezes passa despercebido.
Ann Maxillofac Surg 2016;6:120-4.
44. Verkouteren BJ, Cosgun B, Reinders MG, et al.
Diretrizes para o tratamento clínico da síndrome do naevus basocelular (síndrome de Gorlin-Goltz)*.
Br J Dermatol 2022;186:215-26.

45. Umana M, Piral T.
Síndrome de Gorlin-Goltz: relato de um caso.
Atual Odonto-Stomatol 2014;18-22.
46. Kimonis VE, Goldstein AM, Pastakia B, et al.
Manifestações clínicas em 105 pessoas com síndrome do carcinoma basocelular nevóide.
Am J Med Genet 1997;69:299-308.
47. Bree AF, Shah MR.
Declaração de consenso do primeiro colóquio internacional sobre a síndrome do nevo de células basais (SBNC).
Am J Med Genet A 2011;155:2091-7.
48. Kiwilsza M, Sporniak-Tutak K.
Síndrome de Gorlin-Goltz - uma condição médica que requer.
Med Sci Monit 2012;18(9):145-53.
49. Lo Muzio L.
Síndrome do carcinoma basocelular nevóide (síndrome de Gorlin).
Orphanet J Rare Dis 2008;3:1-16
50. Kimonis VE, Mehta SG, Digiovanna JJ, Bale SJ, Pastakia B.
Caraterísticas radiológicas em 82 doentes com carcinoma basocelular nevóide (NBCC ou síndrome de Gorlin).
Genet Med 2004;6:495-502.
52. Hashmi AA, Edhi MM, Faridi N, Hosein M, Khan M.
Tumores odontogénicos queratocísticos múltiplos (KCOT) num doente com síndrome de Gorlin: relato de um caso com apresentação tardia e ausência de manifestações cutâneas.
BMC Res Notes 2016;9:1-5.
53. Le Toux G, Ales RP, Mounier C.
Abordagem cirúrgica dos quirópteros odontogénicos: proposta de dois casos clínicos.
MédBuccale Chir Buccale 2001;7:33-41.
54. Casaroto AR, Rocha Loures DC, Moreschi E, et al.
Diagnóstico precoce da síndrome de Gorlin-Goltz: relato de um caso.
Head Face Med 2011;7:1-5.
55. Lam C, Ou JC, Billingsley EM.
" PTCH "-ing It Together: Uma revisão da Síndrome do Nevo Basocelular.
Dermatol Surg 2013;39:1557-72

Referência Internet

51. Orphanet.
Testes de diagnóstico [En Ligne].
[Consultado a 20/04/2024], disponível a partir do URL :
https://www.orpha.net/en/diagnostictests/
diagnostics?diseaseName=Gorlin%20syndrome&orphaCode=377&
country=&name=Basal%20cell%20nevus%20syndrome&mode=pat

Índice

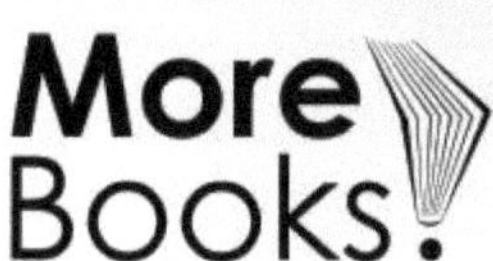

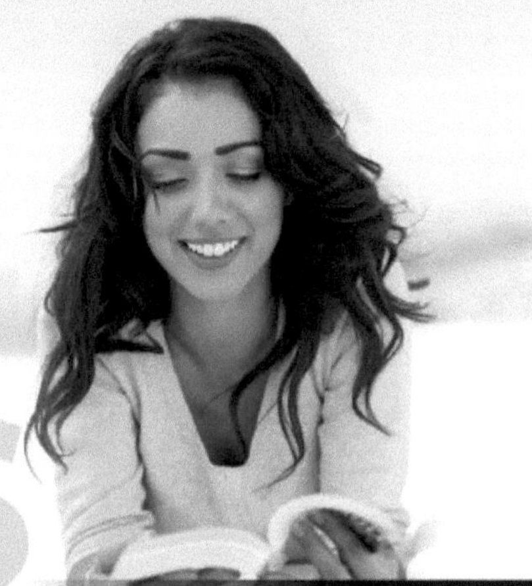

yes

I want morebooks!

Buy your books fast and straightforward online - at one of world's fastest growing online book stores! Environmentally sound due to Print-on-Demand technologies.

Buy your books online at
www.morebooks.shop

Compre os seus livros mais rápido e diretamente na internet, em uma das livrarias on-line com o maior crescimento no mundo! Produção que protege o meio ambiente através das tecnologias de impressão sob demanda.

Compre os seus livros on-line em
www.morebooks.shop

info@omniscriptum.com
www.omniscriptum.com

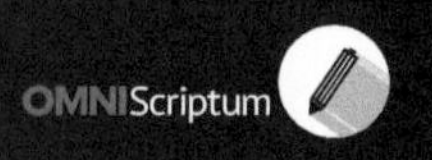

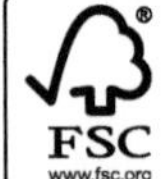

MIX
Papier aus verantwortungsvollen Quellen
Paper from responsible sources
FSC® C105338

Printed by Books on Demand GmbH, Norderstedt / Germany